DE LA PEUR ET DE LA FOLIE

DES

GOUVERNEMENS DE L'EUROPE,

AU SUJET

DU CHOLÉRA,

ET DE LA SEULE MANIÈRE D'EN PRÉSERVER LES PEUPLES,

OU

Appel à la Chambre des Députés

DE 1831 ;

PAR F. DELARUE,

DOCTEUR EN MÉDECINE.

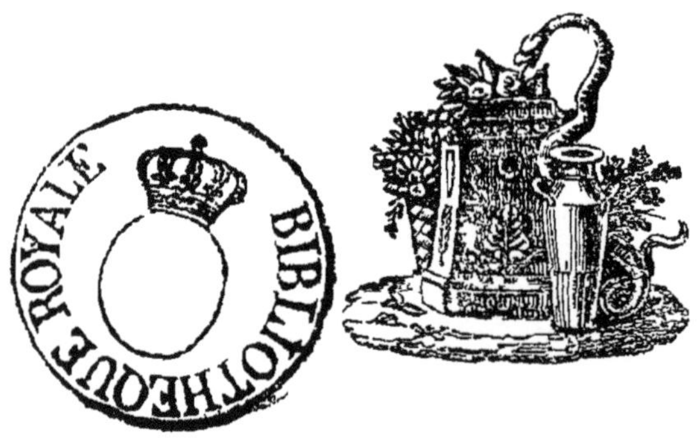

PARIS,

CHEZ DELAUNAY, LIBRAIRE, PALAIS-ROYAL.

1831

DE LA PEUR ET DE LA FOLIE

DES

GOUVERNEMENS DE L'EUROPE

AU SUJET

DU CHOLÉRA.

Le *Choléra* est-il une maladie contagieuse ? Telle est la question que nous nous faisons. Certes, si l'homme de bon sens et de raison devait s'en rapporter aux précautions prises par les gouvernemens européens, soi-disant pour mieux garantir leurs peuples du fléau de cette cruelle maladie, il ne pourrait y avoir de doute à cet égard ; il serait bien certain alors que le *Choléra* serait contagieux.

Mais la crainte et la peur, qui ont dicté des mesures sanitaires à ces gouvernemens, leur ont-elles permis de bien saisir la question, et d'acquérir une véritable conviction avant d'avoir prononcé ? C'est parce que nous pensons, nous, ou que les gouvernemens ont été induits en erreur par leurs agens, ou qu'ils ont intérêt de semer l'épouvante dans les populations (quels qu'en soient les motifs), qu'ils ont adopté des mesures (soi-disant pour le bien public) qui n'en font pas moins horreur à l'humanité, autant par leur barbarie que par leur pleine inutilité. C'est par ces motifs, disons-nous, que nous croyons devoir élever la voix en faveur de l'humanité violemment outragée, dussions-nous prêcher dans le désert et n'obtenir d'autre résultat que celui d'avoir obéi à notre conscience et de nous être joints aux hommes courageux qui combattent comme nous pour la vérité.

Voyons sur quoi se fondent les gouvernemens pour mettre en usage leurs précautions soi-disant sanitaires, contre les progrès du *Choléra*. Ils se fondent sur la nature contagieuse de la maladie, disent-ils. Mais qu'entendent-ils par contagion? car c'est là la question tout entière. Sans doute ils ont des faits qui prouvent qu'un individu atteint du *Choléra*, communique cette même maladie à ceux qui l'approchent, et que les vétemens qui ont servi à son usage, transportés à des distances éloignées, y ont provoqué la même maladie. Ah! s'il en était ainsi, les mesures prises pour intercepter toute communication des localités infectées de la maladie avec celles qui en sont exemptes, seraient suffisamment justifiées par la nécessité de garantir les populations non atteintes de ce fléau : quelque rigoureuses que fussent les précautions, quelques sacrifices qu'elles imposassent, soit aux intérêts généraux, ou particuliers du commerce et des citoyens, le salut de tous parlant encore plus haut, feraient taire les plaintes particulières; il n'y aurait plus de sacrifices, il n'y aurait plus que des devoirs à remplir.

Mais si, loin d'être démontré que la maladie soit contagieuse, *ipsá naturá*, tout prouve au contraire qu'elle ne l'est pas, et qu'elle tire son origine d'autres causes que de la contagion : de quelles expressions assez fortes devrons-nous nous servir pour stygmatiser les gouvernemens de l'Europe qui se prétendent civilisés et qui prouvent par leurs actes qu'ils sont dans la barbarie la plus complète? La folie et la peur se sont-elles réunies chez tous les gouvernemens pour faire honte à l'espèce humaine, et pour mystifier la civilisation à ses propres yeux? La postérité jugera donc bien mal de nous; aura-t-elle tort?

En effet, voyons qu'elle est la nature des précautions sanitaires qui ont été prises déjà sur quelques points et que l'on prétend prendre, plus rigoureuses sans doute sur d'autres points plus éloignés du lieu de départ de l'épidémie régnante et prétendue contagieuse. Ici, mettre en activité tout ce que comportent de rigoureux les lois sanitaires contre la propagation de la peste et de ses succédanées (maladies contagieuses comme elle). Quoi, rien que cela !........ Peut-être y ajoutera-t-on encore dans l'espérance de bien faire !.... O produits de la peur la plus inconcevable !.... Quelle panique s'est emparé de tous les gouvernemens au seul mot de *Choléra* !.... Mais si cette maladie quoique très-grave par sa nature , quoique moissonnant un grand nombre d'individus dans les lieux où elle règne épidémiquement n'était pas contagieuse, ce que tous les faits recueillis de bonne foi jusqu'à ce jour, prouvent de la manière la plus positive, la moins incontestable, je le répète, que faudrait-il penser des gouvernemens et des frais qu'ils ont faits pour envoyer des commissions médicales, afin de l'étudier sur les lieux mêmes où elle sévit maintenant avec tant de circonstances propres à en aggraver encore les symptômes et à les rendre plus promptement mortels ?..

Nous pensons, nous , avec tous les médecins de bonne foi et désintéressés dans cette affaire, que le *Choléra* de Russie et de Pologne n'est point contagieux et qu'il ne se transmet pas par le contact de l'individu qui en est atteint, pas plus que par le rapprochement des objets et vêtemens qui ont servi à son usage, c'est ce que prouvent, d'une manière évidente, les expé-

riences multipliées faites par les hommes de
l'art, qui n'ont pas craint de faire sur eux-mêmes
les épreuves les plus probantes que l'on puisse
désirer, telles que de s'inoculer le sang des individus atteints et morts du *Choléra*, et d'ava-
ler même des matières rejetées par des cholé-
riques (1) ? Je passe sous silence leurs rapports
journaliers avec un grand nombre de malades,
le toucher à chaque instant du jour, soit des
individus atteints de la maladie, soit de leurs
vêtemens, tout cela se passant sans contagion,
ou il faut fermer les yeux à la lumière, ou il faut
se rendre à l'évidence, et dire comme nous,
après *preuves verifiées*, non, mille fois non,
le *Choléra* n'est pas contagieux.

Cependant, les lois sanitaires, les plus rigoureuses, sont déjà mises, ou vont être mises à
exécution.

Voyons, en résumé, ce que proscrivent ces
lois, et si les peuples auront lieu d'en bénir l'ap-
plication que l'on prétend en faire dans leur
propre intérêt, nous disons déjà nous, contre
leurs intérêts.

Isoler les populations atteintes de la maladie;
les forcer de vivre et de mourir dans les lieux
mêmes, où sévit l'épidémie; isoler pareillement

____

(1) M. le docteur Foy s'est inoculé à Varsovie.

les maisons et habitations où il se déclare, quelques cas particuliers de la maladie si redoutée; y
emprisonner en quelque sorte les habitans; est-ce
tout? non certes, la loi punit des peines les plus
graves, même de la *mort* les préposés militaires
et civils chargés de la surveillance ou d'exécuter
le séquestre lorsque par mégarde même, il s'est
échappé quelques prisonniers; il en est de même
pour l'introduction des marchandises provenant
de lieux infectés; en un mot, tout commerce
est interrompu, les intérêts de toute espèce se
trouvent compromis de toutes les manières, la
liberté individuelle a cessé d'exister, tout plie
sous l'empire d'une dure loi de circonstance,
que l'on nomme la *nécessité*; et dans l'espèce,
quels sont les motifs qui déterminent les gouvernemens? la peur, rien que la peur. O fatalité!
Pauvre humanité, sans preuves aucunes, contre
l'évidence des faits, les peuples cessent d'être
libres, leur commerce est ruiné, et de plus ils
sont condamnés à périr dans des prisons insa-
lubres, sans avantages aucuns pour ceux qui
les y tiennent enfermés. Nous le prouverons,
lorsque nous traiterons du *Choléra* lui même.

Mais est-ce bien la peur de la contagion qui
détermine les gouvernemens à user de toute la
rigueur des lois sanitaires dans les circonstances
présentes? Pour l'honneur de l'humanité, il vau-

drait encore mieux le penser ainsi; mais s'il en était autrement, s'il y avait d'autres motifs cachés, des motifs politiques enfin qui auraient pour but d'enchaîner la liberté des peuples que l'aurore de juillet 1830 avait fait surgir comme par miracle des barricades des 27, 28 et 29? Que faudrait-il penser des gouvernemens et de leurs mesures sanitaires? J'en laisse la qualification a la postérité et au burin sévère de l'histoire.

Seulement, si l'on fait attention à ce qui s'est passé depuis notre mémorable révolution, on reconnaîtra en principe que nous reconnaissons la souveraineté populaire; et, par le fait, nous admettons, nous Français, ou plutôt qu'on nous impose un système bâtard de *quasi-légitimité* ou de *juste-milieu*, avec promesse d'enchaîner dans un cercle de fer, la liberté qui a lui parmi nous, et ce, pour *conserver la paix à tout prix*. Mais comment faire; les peuples éclairés sur leurs droits ne voudront plus se laisser museler de nouveau, et se contenter des principes, là où ils veulent des droits égaux pour tous.

Une circonstance se présente; une maladie épidémique, *le Choléra* (puisqu'il faut le nommer par son nom) règne dans quelques contrées de l'Europe; il n'est pas contagieux, mais il fait de grands ravages occasionés presque toujours par la mauvaise nourriture et par la négligence des précautions hygièniques. Mais n'importe; épouvantons-en les peuples, déclarons contre le bon sens et la raison qu'il est *contagieux; très-contagieux*; et que, pour notre propre intérêt, nous devons rester dans le *juste-milieu*, c'est-à-dire rester chacun chez nous; et pour nous y forcer, vite, ayez recours aux lois sanitaires! Admirable pensée digne des gouvernemens qui l'ont conçue! Imposer la crainte d'une maladie, que vous rendez encore plus terrible par la crainte même que vous en faites, afin d'arriver plus sûrement au despotisme que vous méditez: Quelle admirable pensée!...... Peuples, jugez.

Vous ne l'ignorez pas, vous gouvernans, que la peur n'est pas fille de la liberté; et vous avez intérèt de la voir rentrer dans le néant d'où elle était sortie en juillet 1830. En cela vous êtes puissamment secondés par les circonstances qui semblent plaider votre cause aux yeux de la multitude ignorante que vous épouvantez à dessein; secondés encore comme vous l'êtes par tous ceux qui vivent d'abus, de places et de *sinécures*, qui tous font chorus avec vous et vous soutiennent.

Pendant ce tems, vous laissez massacrer nos frères de Pologne par le glaive des barbares obéissant aux ordres du despotisme.

Votre prétexte pour en agir si déloyalement

c'est, dites-vous, la conservation des vôtres et la nécessité de les préserver du *Choléra*. Beau prétexte !..... Mais c'est votre sytème, et vous ne voulez pas en sortir. Vous avez beau faire, la vérité triomphera malgré vous.

Examinez un peu si la Russie, malgré votre *Choléra* n'en continue pas moins ses opérations militaires contre cette malheureuse Pologne que vous abandonnez; voyez si la Prusse et l'Autriche, dans les états desquelles l'épidémie s'est manifestée, comme elle se manifestera chez nous, un peu plus tôt ou un peu plus tard, par d'autres causes que par la contagion, comme nous le démontrerons, si, disions-nous, la Prusse et l'Autriche, états despotiques par excellence, qui feignent de croire à la contagion, tout en donnant des secours et communiquant avec les Russes, n'agissent pas en apparence de la même manière que vous, sans doute dans le même but, celui d'écraser la liberté polonaise, pour avoir ensuite meilleur marché du peu qui nous reste.

Dites maintenant que vous ne donnez pas le change aux peuples que vous cherchez à tromper. Niez, si vous l'osez, que n'avons pas découvert toute votre pensée !

Voyons maintenant ce qu'est ce *Choléra*; examinons-le avec attention, nous jugerons ensuite.

Et d'abord, il n'y a aucun doute que cette

maladie n'attaque les voies digestives, puisque ses principaux symptômes sont les vomissemens répétés et les déjections alvines renouvelées à chaque instant, accompagnés de douleurs abdominales, *coliques très-violentes*, etc., et tous les médecins reconnaissent que, dans toutes les inflammations vives des voies alimentaires (de l'estomac ou des intestins), comme dans les cas d'empoisonnement, les phénomènes sus-indiqués se trouvent également réunis. On les observe pareillement pendant le cours rapide de la maladie que nous nommons *Choléra-Morbus spodamique* de nos climats, soit qu'il soit provoqué par quelque imprudence dans le régime, ou bien encore, comme il arrive le plus souvent, par une mauvaise alimentation et l'abus des fruits d'une mauvaise qualité dans la saison où ils sont abondans.

Toujours est-il que l'on peut considérer le *Choléra* observé en France jusqu'à présent (qu'il soit un peu plus ou un peu moins abondant, selon les saisons ou les climats), comme une maladie dont le siége est particulièrement dans les voies digestives, quels que soient du reste les phénomènes qui l'accompagnent dans sa marche. Et si nous ajoutons que les écarts dans le régime, l'insalubrité des localités, la mauvaise qualité de la nourriture et des fruits non mûrs, surtout dans les années où ils sont abondans, comme nous venons de le dire, sont autant de causes qui rendent cette maladie plus commune. Et si enfin il arrive souvent que les symptômes en soient si intenses, que quelques heures suffisent pour provoquer la mort, on doit donc convenir aussi que notre *Choléra* est pareillement une maladie fort grave (1).

Quoi qu'il en soit, outre les dispositions particulières qu'a chaque individu pour contracter cette maladie, il existe donc bien positivement des causes appréciables propres à la provoquer. Nous venons de les énumérer.

Mais les causes prédisposantes, quelles sont-elles? Elles sont, selon nous et selon le jugement des meilleurs observateurs, dans la faiblesse des voies digestives; faiblesse occasionée par une mauvaise nourriture habituelle, par la respiration ordinaire d'un air insalubre; elles sont aussi dans la sur-irritation de ces mêmes voies alimentaires, provoquée par l'intempérance ha-

---

(1) A propos de *Choléra*, n'est-il pas arrivé que, dans bien des circonstances, cette maladie a été prise pour des empoisonnemens, tellement les symptômes en avaient été rapides et la mort qui les avait suivis peu explicable autrement, pour des gens de l'art peu instruits, ou pour la multitude ignorante.

bituelle et les excès de tous les genres. Dans l'un et l'autre cas, les individus qui sont soumis à ces causes sont donc les plus exposés au *Choléra*, et c'est ce que confirme l'expérience de chaque jour.

Avec des circonstances aussi graves que celles que nous venons d'exposer, il est facile de concevoir que le *Choléra*, lorsqu'il se développera, sera d'autant plus fâcheux, que ceux qui en seront atteints auront plus de crainte de périr de cette maladie, parce qu'alors à toutes ces causes débilitantes générales dont nous avons parlé, viendra se joindre une nouvelle cause débilitante encore plus forte, mille fois plus grave encore, *la peur*. Ainsi donc, d'une maladie très-guérissable, il n'est plus surprenant qu'elle ne devienne promptement mortelle par cette nouvelle cause toute morale, cause, que bien certainement toutes les ressources de l'art ne sauraient combattre que par le raisonnement; et si le raisonnement est impuissant!......

Nous avons parlé des causes du *Choléra*; parlons maintenant de ses symptômes.

Outre ceux sus-indiqués, prenons textuellement ceux énumérés dans le rapport à l'académie *royale* de médecine de Paris par M. *Double*. Selon ce médecin, les symptômes du choléra, tels qu'ils ont été donnés par les plus anciens auteurs, par ceux qui ont observé cette maladie dans les Indes où elle règne avec le plus d'intensité; par ceux qui l'ont traitée dans nos climats, ainsi que par tous ceux qui l'étudient et l'observent dans la partie orientale de l'Europe, où elle exerce ses ravages d'une manière si épouvantable, ses symptômes sont toujours les mêmes, à quelques exceptions près.

Ainsi, dit-il, « les médecins indiens notent les douleurs fortes à l'estomac et aux intestins, les selles, les vomissemens fréquens, la prostration, l'épuisement général, les vomissemens ne survenant qu'après les évacuations alvines, la contraction spasmodique et douloureuse des membres, la nature spéciale des évacuations qui consistent en un liquide séreux, blanchâtre, trouble, bourbeux, rarement sanguinolent, et qui est rejeté par l'anus avec force, et comme par un jet de seringue; pas de fièvre, urines suspendues, angoisses précordiales, difficulté de respirer, froid des extrémités et de la superficie du corps, sueurs froides, derme ridé par cette transpiration comme s'il avait séjourné dans l'eau; yeux enfoncés, caves, cadavéreux, pouls petit à l'excès, manquant souvent aux poignets; le sang peut à peine sortir des veines; soif inextinguible, le malade préfère les boissons froides ou fraîches; mort en quatre, six, quinze, vingt-quatre heures. Souvent avant la mort, les vomissemens et les selles se suspendent tout-à-coup; quelquefois affaiblissement au début, et mort presque instantanée. Au surplus, mêmes symptômes chez les naturels de l'Inde que chez les étrangers. »

En Russie, en Pologne, même série de phénomènes, et nous savons tous, nous médecins, que ce sont aussi ceux que nous observons dans les cas de *Choléra-morbus* pour lesquels nous sommes appelés à donner nos soins.

C'est donc avec raison que M. Double couclut dans son rapport, que le *Choléra* des anciens, le *Choléra* de l'Inde, le *Choléra* de l'Europe, de même que celui qui règne épidémiquement en Russie, en Turquie, en Pologne, sont une seule et même maladie.

Il est vrai de dire que les auteurs ne sont pas si parfaitement d'accord dans la description des lésions pathologies qu'ils nous ont donnée de cette maladie; mais si l'on fait attention que le *Choléra* a une marche extrêmement rapide, et que ceux qui succombent, soit de sexe ou d'âges différens, dans un intervalle plus ou moins prompt, doivent selon ces différentes circonstances présenter pareillement des lésions cadavériques plus ou moins appréciables, plus ou moins graves, et *même* plus ou moins différentes; alors on cessera de s'étonner que l'ouverture des corps ait présenté des caractères différens, lorsque les symptômes pendant la vie étaient parfaitement identiques.

Sans admettre la définition du *Choléra* proposée par M. Double qui regarde cette maladie comme une *affection complexe, variée; bizarre, caractérisée par la diminution de l'innervation générale liée à un état catarrhal particulier,* tout en convenant que c'est une maladie *réellement compliquée,* dont le siège est dans les voies digestives, nous ne saurions cependant, ne pas reconnaître une espèce d'empoisonnement exerçant toute son action sur le principe vital, c'est ainsi que nous pouvons nous rendre compte de la série rapide des principaux phénomènes de cette maladie.

Quant au TRAITEMENT, dit M. DOUBLE, *pas de méthode uniforme, constante, et applicable à tous les cas.* Il faut, dit-il, s'en tenir à *réchauffer la peau, combattre l'affection ou l'élément catarrhal, relever l'innervation.*

Quoi! c'est ainsi que M. Double tranche les difficultés thérapeutiques? *réchauffer la peau,* sans dire par quels moyens de préférence? combattre l'*affection ou l'élément catarrhal?* sans en prouver l'existence. *Relever l'innervation,* sans indiquer ce que l'on entend par innervation, dans le cas particulier en question; non jamais, on n'aurait pu penser qu'un membre distingué de l'Académie, aurait montré tant de vide dans les idées, et que l'Académie, elle-même, se fût montrée aussi faible de bon sens et de raison, comme elle l'a fait en adoptant, sans y rien changer, les idées ou plutôt le manque d'idées de son rapporteur.

Mais revenons au traitement employé par les différens médecins qui ont observé le *Choléra* dans les différens climats où il s'est présenté avec le plus de gravité.

Laissons encore parler M. Double. « Ici, non
» moins de vague, non moins d'incertitude; pas
» de règles, pas de méthodes générales, tout
» est livré, pour ainsi dire, au caprice et au
» hasard. Ainsi, la saignée blâmée par les uns,
» est recommandée par les autres; les stimulans
» diffusibles, les anti-spasmodiques, les toni-
» ques, les amers, les bains de vapeur, les syna-
» pismes, les frictions, l'opium, le sous-nitrate
» de bismuth, le calomel ont été employés avec
» des succès et des revers égaux.

» L'opium seul a paru produire quelquefois
» du délire; il n'en a pas été de même quand on
» l'a joint au calomel et au camphre. Les purga-
» tifs ont été employés avec succès, contre la
» constipation, quelquefois très-opiniâtre dans
» la convalescence.

» La potion de *Rivière*, les frictions sèches,
» camphrées, les bains chauds, les lavemens de
» son et de laudanum, l'essence de menthe et
» de laudanum unis ont présenté quelques avan-
» tages. La jusquiame, la ciguë, la noix vomi-
» que, l'eau distilée de laurier-cerise ont été
» employés avec quelques succès par M. Foy,
» médecin français à Varsovie.

« Le calomel est beaucoup employé dans l'Inde,
on n'en est pas étonné quand on connaît tout l'a-
mour des médecins anglais pour ce médicament.
Le sous-nitrate de bismuth, administré toutes
les trois heures, à la dose de trois grains chaque
prise, et après toutefois l'emploi de la saignée,
a paru avoir eu du succès en Pologne, d'après la
méthode du docteur Léo. »

Tels sont les moyens généraux proposés dans
le rapport de M. Double pour combattre le
Choléra.

Il en convient lui-même, que d'incertitudes,
combien peu de fixité dans les méthodes des
praticiens pour combattre une maladie connue,
qui, si elle est une dans sa nature, devrait être
attaquée à quelque chose près, par les mêmes
moyens thérapeutiques, toutefois en ayant
égard à la saison, au climat, à la force, à l'âge
et au sexe du sujet !

Quoi qu'il en soit, nous sommes loin de pen-

ser comme M. Double, que le traitement de
cette maladie doive être en quelque sorte aban-
donné *aux inspirations du moment*, ce qui veut
dire en d'autres termes, que le rapporteur ne
connaît rien de mieux à faire. En effet, que si-
gnifie ce dévergondage d'idées. *Ranimer l'inner-*
vation et en rendre la distribution plus uniforme
et plus régulière.... Attaquer l'état catarrhal,
combattre enfin les symptômes en raison de leur
urgence... Je le demande, quelle admirable
règle de conduite si amphatiquement tracée par
une grave académie; lorsqu'il s'agit de préciser
un meilleur mode de traitement, contre une
maladie connue, et bien grave par la rapidité
de ses symptômes, n'est-ce pas se moquer du
ministre qui a demandé des renseignemens *précis*
et faire preuve de la plus grande incapacité
médicale? pour l'honneur du corps académique
je panche pour la première opinion.

Puisque l'académie avec le savant rapporteur
de sa commission, n'a pu accoucher, dans la
grave question qui lui était soumise, que d'un
vent à la grande mystification du public, tâ-
chons donc de notre côté d'être un peu plus
précis et surtout plus rassurant dans le mode
de traitement que nous allons proposer.

Quelles que soient les causes directes ou éloignées qui provoquent le *Choléra*, toujours est-

il que les symptômes sont presque toujours les mêmes : seulement lorsque cette maladie règne épidémiquement, par cela même qu'elle attaque un plus grand nombre d'individus, les causes morales qui surviennent alors, telles que la peur de la mort et la crainte, doivent nécessairement la rendre plus meurtrière encore. C'est un fait qu'on ne saurait contester, parce qu'on l'observe tous les jours et dans le cours de toutes les maladies quelconques, quelle que soit leur nature.

Traitement du Choléra. La première indication à remplir est de rassurer le malade et ceux qui lui portent des soins; la deuxième est d'aller directement au but, c'est-à-dire de combattre médicalement la maladie.

Eclairé par l'emploi des différens moyens proposés par les praticiens et par ma propre pratique, je propose de combattre le *Choléra* épidémique ou non, de la manière suivante :

1° Un demi ou même le quart d'un lavement préparé de la manière suivante : eau de son ou de guimauve, quantité suffisante;

  Huile d'olive camphrée. . . une once,

  Laudanum . . . . 12 gouttes,

  Amidon. . . . . demi-once,

à donner toutes les heures à la température de 3o à 3r degrés (thermomètre de Réaumur).

2° Administrer intérieurement, toutes les

quinze à vingt minutes, une cuillerée à bouche de la mixtion suivante.

Prenez :

Eau de laitue, deux onces ;

Eau de fleur d'oranger, demi-once;

Sirop diacode, une once et demie ;

Huile d'olive camphrée avec six grains de camphre par once, une once.

Si l'on pouvait se procurer de l'huile de Cajeput, un gros de cette huile dans la potion ci-dessus remplirait l'indication.

3° Tromper en quelque sorte la soif du ma-malade, en lui faisant prendre à chaque instant une légère tisane d'oranges et gommée.

4° Mettre sur le champ le malade dans un bain chaud à la température de 31 à 32 degrés (Réaumur), l'y laisser s'il s'y trouve bien pendant plus ou moins de tems, et le renouveler au besoin.

5° Après les bains, mettre le malade dans un lit bien chaud, et lui couvrir le ventre avec des compresses de flanelle imbibées dans une décoction emoliente et chaude. Maintenir la chaleur des pieds avec des bouteilles d'eau chaude et en même tems conserver la chaleur à la surface cutanée.

Ce mode de traitement, facile à exécuter et à la portée de tout le monde, réussira dans le plus

grand nombre des cas, et n'aura besoin que
d'être modifié selon l'âge et la force de l'individu, et la gravité ou la persévérance des symptômes de la maladie.

Une fois les symptômes fâcheux calmés, il sera
facile de conduire le malade, et de le diriger
convenablement pendant sa convalescence. Il est
nécessaire aussi de veiller à ce que l'air de l'ap-
partement soit souvent renouvelé, afin de le
rendre le plus salubre possible.

Jusqu'ici nous n'avons parlé que des causes,
des symptômes et du traitement du *Choléra*,
mais il nous reste une tâche bien plus impor-
tante à remplir : nous voulons parler des moyens
de garantir, autant que possible, les populations occidentales de l'Europe et les autres par-
ties du globe du *Choléra* épidémique qui règne
maintenant en Russie, en Pologne, en Hon-
grie, etc.

Mais reprenons sur ce point la fin des conclusions du rapport de M. Double.

»La cause essentielle du *Choléra-Morbus*, dit-il,
» est inconnue (sans doute du *Choléra* épidémi-
» que de Russie, mais pourquoi ne pas l'indiquer?)
» Les principales causes déterminantes sont :
» l'humidité combinée tantôt du chaud et tantôt
» du froid; la fréquence des variations atmosphé-
» riques, les grandes agglomérations d'hommes,

» les campemens et les marches des corps consi-
» dérables de troupes, les excès de la table, la
» débauche, la malpropreté, la misère, l'habita-
» tion dans les lieux bas et humides, des demeures
» mal ventillées, ou encombrées soit d'hommes,
» soit d'animaux; les violentes agitations de cœur,
» les alimens et les boissons de mauvaise qualité,
» de difficile digestion et facilement fermen-
» tables. »

Et la peur, M. Double, vous n'en dites pas un mot; mais, dites-vous, on peut se préserver de la maladie en se tenant à l'abri des causes qui la produisent; je suis parfaitement de votre avis, et en cela, il est partagé aussi par tout le monde.

»« Encore que le *Choléra*, dont nous venons de
» tracer l'histoire (c'est M. Double qui parle),
» soit primitivement essentiellement épidémique,
» on doit cependant inférer des faits que, dans
» certaines circonstances, il a pu se propager par
» *migration* de personnes, et quand ces faits
» n'auraient de valeur que pour suggérer des
» soupçons ou pour faire naître des doutes, un
» devoir sacré obligerait encore de s'y arrêter
» d'ordonner des mesures et de prendre des pré-
» cautions en conséquence ; ainsi le veut la
» prudence des nations. »

Les contradictions manifestes qui règnent dans les conclusions du rapport de M. Double, prouvent qu'il a voulu plutòt (et l'académie l'a voulu avec lui) plaire au ministère, qui a, lui ministère, des raisons pour admettre le principe contagieux d'une maladie épidémique mais nullement contagieuse, que de se renfermer dans la vérité des faits.

Quoi, sans preuves aucunes que le *Choléra* a pu (notez bien cette expression) se propager par *migration*, et l'affirmer, n'est-ce pas raisonner dans les suppositions et dans l'absurde? Tant vaudrait dire aussi, qu'un individu parti de Pékin où il se serait manifesté, pendant son séjour, un plus ou moins grand nombre de fièvres pernicieuses, par exemple, et qu'arrivé en France, il soit atteint lui-même de cette espèce de fièvre, et qu'en même tems plusieurs individus de la localité qu'il habite, ou de sa ville, si vous voulez, s'en trouvent également atteints; tant vaudrait dire, disons-nous, que cet individu parti de Pékin a apporté en France une maladie contagieuse. Vainement, le bon sens et la raison vous démontreraient que l'on observe souvent en France, comme partout ailleurs, des fièvres pernicieuses, et que l'exemple de l'individu parti de Pékin ne prouve rien, n'importe, la peur, M. Double, l'académie royale de médecine et le ministère lui-même, toutes ces grandes notabilités enfin, réunissant leurs lumières, n'en soutiendraient pas moins, si tel était leur intérêt, que la fièvre pernicieuse nous a été importée par *contagion* de Pékin, et qu'il faut augmenter le budjet, afin de pourvoir à l'établissement des cordons sanitaires et indemniser *largement* des accapareurs de places et de *sinécures*, accapareurs disposés à seconder à toujours les projets de tout gouvernement; on en connaît le motif.

Maintenant que nous avons fait justice du principe contagieux du *Choléra* de l'Inde, qui n'est autre que le *Choléra* que nous observons journellement dans nos climats, avec cette différence cependant que cette maladie règne aujourd'hui épidémiquement dans la partie orientale de l'Europe, et que, par suite des progrès de l'épidémie même, tout porte à croire que nous, habitans de l'occident, nous l'éprouverons également à notre tour.

Quelle que soit la cause directe qui provoque les maladies de nature épidémique, cause qui le plus souvent réside dans la couche de l'air atmosphérique qui nous environne et que nous respirons, comme le reconnaissent tous les observateurs de bonne foi, toujours est-il que cette cause invisible, mais appréciable, est au-dessus de toutes les précautions de *cordons sanitaires* qui ne sont utiles, nous le répétons, que dans le **cas** de maladies contagieuses, c'est-à-dire, se communiquant par le contact de la personne atteinte de la maladie ou des objets qu'elle a touchés elle-même ou qui lui ont appartenu.

Or, dans le *Choléra* épidémique que l'on observe présentement dans les états de l'Orient de l'Europe, par rapport à nous, il se passe par rapport à cette maladie (le *Choléra*), ce qui se passe pour tous les cas de maladies régnant épidémiquement, quelle que soit la nature de cette maladie elle-même, que soit *Choléra*, fièvre bilieuse, fièvre muqueuse, angine, inflammatoire, etc., etc., il n'y a rien de plus.

Mais quelle est cette cause atmosphérique qui provoque un si grand nombre de cas de *Choléra*? Nous l'ignorons. Il n'est pas moins impossible de ne pas l'admettre, quelque secours qu'elle trouve du reste dans la mauvaise alimentation, dans l'insalubrité naturelle des lieux, dans la mauvaise qualité des fruits de la saison, dans l'agglomération des hommes et des animaux dans les champs et dans les villes populeuses, toujours est-il que ces causes accessoires qui peuvent toutes séparément provoquer le *Choléra*, doivent naturellement le rendre plus grave et surtout beaucoup plus commun, lorsqu'une cause atmosphérique existante serait à elle seule suffisante pour le déterminer chez un grand nombre d'individus.

Si nous examinions la marche de l'épidémie dont nous parlons, nous restons d'autant plus convaincus de la vérité de notre assertion, que le mouvement de rotation de notre planette d'orient en occident (et l'on sait que notre globe est entouré d'une quantité donné d'air atmosphérique qui ne l'abandonne jamais, et au-delà des couches duquel la vie animale ne pour-rait plus continuer d'avoir lieu) semble expli-quer d'une manière spécieuse les progrès d'o-rient en occident de l'épidémie du *Choléra*. En effet, admettons pour un moment, que par une circonstance atmosphérique quelconque, il se précipite dans les couches d'air qui entourent ordinairement notre globe un fluide délétère quelconque, il est bien certain alors que tels ani-maux organisés de telle manière, qu'ils ne peu-vent bien se porter qu'avec les combinaisons or-ordinaires de l'air atmosphérique *ordinaire* éprouveront, alors exposés nécessairement à cette nouvelle combinaison de l'air respirable, des maladies particulières si l'on veut ou des maladies ordinaires avec des symptômes plus graves en raison de cette nouvelle cause; et il y aura d'autant plus d'individus atteints, là où les causes accessoires, celles que nous avons indiquées plus haut, seront plus multipliées, soit par rapport aux localités, soit par rapport aux individus pris isolément.

Il est donc très-probable d'après les principes que nous venons d'exposer, principes qui nous paraissent de toute évidence, que nos climats seront aussi atteints par le *Choléra* épidémique de Russie lorsque la masse d'air atmosphérique qui nous entoure se sera laissé pénétrer par le principe délétère dont nous avons parlé. Que ce principe nous arrive moins fâcheux qu'en Russie, nous l'espérons; mais que des cordons de troupes servent à nous en garantir, qu'avons-nous à ajouter que ce que nous avons déjà répondu?

Dans cet état de choses, l'administration et le gouvernement doivent-ils rester les bras croisés, et attendre de pied ferme l'épidémie cholérique qui nous menace? Non sans doute : le rôle du gouvernement est même assez beau, puisqu'il doit chercher par tous les moyens qui sont en son pouvoir, et ils sont nombreux, à rassurer les peuples au lieu de les épouvanter. Ne sait-on pas que la peur seule peut rendre une maladie bénigne par sa nature promptement mortelle? Et en définitive, le *Choléra*, quoiqu'une maladie fort douloureuse, n'est pas par sa nature une maladie fort grave, lorsque les soins sont bien administrés. Elle ne le devient, il faut le dire, parce que c'est la vérité, fâcheuse et le plus souvent mortelle que parce que ceux qui en sont atteints sont entourés des craintes de la mort, et que les mêmes craintes s'emparent aussi de ceux qui les soignent, ce qui fait aussi qu'ils manquent souvent des soins nécessaires.

On voit donc combien il importe de rassurer au lieu d'effrayer, surtout dans une maladie qui n'a pas le plus petit caractère contagieux.

C'est en récapitulant les causes du *Choléra* que nous trouvons précisément les meilleurs moyens de s'en garantir.

Éloigner les affections tristes, observer la propreté, prendre une nourriture suffisante et saine éviter les excès et les grands rassemblemens d'hommes dans les endroits clos et pas assez aérés; entretenir la liberté du ventre, pour les personnes qui sont ordinairement constipées, se purger de tems en tems si le tempérament est bilieux, faire de l'exercice : tels sont les moyens généraux que peut employer chaque individu en particulier.

Si l'épidémie venait à se manifester, il ne faudrait pas s'en affecter, car avec des précautions dans le régime tout porte à croire que l'on s'en garantira, et en supposant que l'on en soit atteint, la maladie ne serait pas grave, elle céderait facilement aux moyens propres à la combattre.

On est parvenu aujourd'hui par des procédés chimiques à rendre l'air plus salubre et en quelque sorte à enchaîner les principes délétères qui y sont par fois contenus. Qui s'opposerait donc, en cas d'épidémie, à ce que chaque particulier fît dans son intérieur usage de ces moyens ? Le gouvernement en userait de même pour tous les établissemens publics, et ce serait digne de lui de les procurer à la classe pauvre. C'est par cette voie *seule* qu'il pourra bien mériter de la reconnaissance publique et non par des cordons sanitaires.

Il ne nous reste maintenant qu'à faire des vœux pour que la Chambre des Députés, mieux éclairée que le ministère rejette dans l'intérêt public l'allocation qui lui est demandée pour subvenir aux frais des établissemens sanitaires, par le motif que la cause qui a fait demander cette allocation de fonds par les ministres n'est pas suffisamment justifiée; que bien au contraire, elle l'est d'autant moins que le *Choléra* qui en semble être le prétexte apparent, n'est pas une maladie contagieuse et qu'elle règne seulement épidémiquement en Russie et en Pologne, ce qui est positivement reconnu par tous les observateurs. Dès lors, tous cordons sanitaires pour cet objet deviennent parfaitement inutiles.

Par cette décision solennelle en face de toute

la France et de tous les peuples civilisés, la Chambre des Députés aura bien mérité de l'humanité ; elle fera par là renaître la tranquillité ; la peur disparaîtra des âmes faibles, et dans le cas d'épidémie de *Choléra* on ne verra pas le frere abandonner le frère malade et mourant dans la crainte lui même de la mort. La sécurité renaîtra dans toutes les âmes, et cette maladie si terrible et qui n'est devenue telle que par la crainte qu'on en a inspiré, cessera d'être meurtriere, et si quelques individus en sont atteints, traités convenablement et ayant tous les soins de ceux qui les entourent, ils seront promptement rappelés à la santé. Puissé-je ne pas être trompé dans mon attente ! Mais dans tous les cas j'ai obéi au cri de ma conscience.

F. DELARUE.

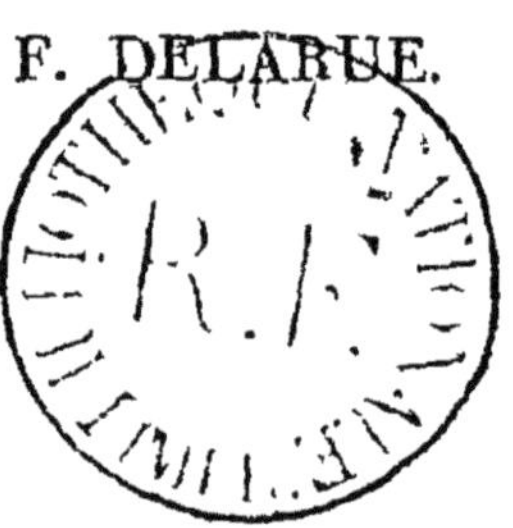

Imprimerie de GOETSCHY, rue Louis-le-Grand, n° 35.